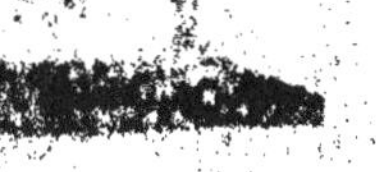

ÉTUDE

SUR LE

CATHÉTÉRISME RÉTROGRADE

PAR

Prosper CHUQUET

Docteur en médecine de la Faculté de Paris
Ancien externe en médecine et en chirurgie des Hôpitaux de Paris
(Concours de 1885)

PARIS

G. STEINHEIL, ÉDITEUR

2, RUE CASIMIR-DELAVIGNE, 2

1888

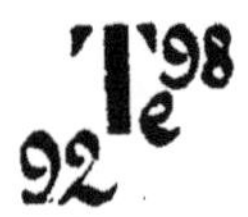

ÉTUDE

SUR LE

CATHÉTÉRISME RÉTROGRADE

IMPRIMERIE LEMALE ET Cie, HAVRE

ÉTUDE

SUR LE

CATHETÉRISME RÉTROGRADE

PAR

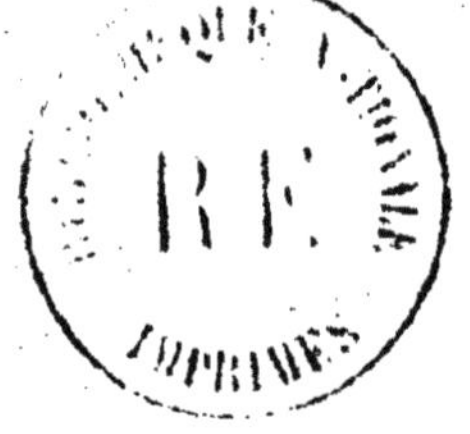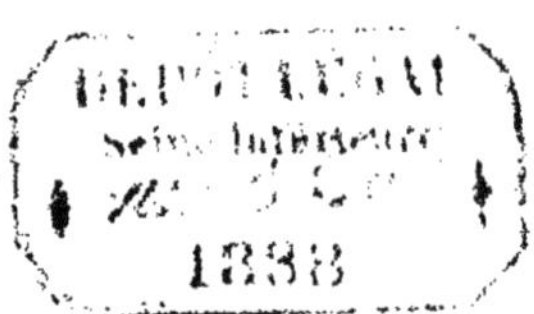

Prosper CHUQUET

Docteur en médecine de la Faculté de Paris
Ancien externe en médecine et en chirurgie des Hôpitaux de Paris
(Concours de 1883)

———— ◆ ————

PARIS

G. STEINHEIL, ÉDITEUR

2 RUE CASIMIR-DELAVIGNE, 2

—

1888

ÉTUDE

sur le

CATHÉTÉRISME RÉTROGRADE

INTRODUCTION

Le chapitre de thérapeutique chirurgicale que nous avons choisi pour en faire le sujet de notre thèse inaugurale n'est pas traité d'une façon complète dans la plupart des livres classiques de chirurgie ; il y a cependant plus d'un siècle qu'un chirurgien français, Verguin, de Toulon, imagina le procédé du cathétérisme rétrograde et l'employa avec succès. Depuis cette époque, un certain nombre d'opérations de ce genre ont été pratiquées ; nous nous sommes efforcé de rassembler ces faits, pensant ainsi apporter des documents peu connus et utiles à l'histoire de ce point spécial de la chirurgie des voies urinaires.

Dans ces dernières années, l'attention a du reste été appelé d'une façon plus vive sur ce mode de cathétérisme ; en 1883, M. le professeur Duplay a publié dans les Archives générales de médecine, une opération de ce genre, l'accompagnant de la description de son manuel opératoire ; en 1885, M. Beaucard, de Nancy, a pris pour sujet de sa thèse inaugurale, le même point de chirurgie en publiant encore une observation nouvelle ; cette année enfin M. le Dr Tillaux a communiqué à la Société de chirurgie l'histoire d'un malade opéré et guéri par lui, plus récemment encore M. le Dr Vigo, de Caen, a envoyé à la Société de chirurgie, une observation analogue.

Si notre modeste travail peut faciliter les recherches des personnes qui s'intéressent à cette partie de la chirurgie, contribuer à donner à ce procédé la valeur qu'il mérite, nous aurons rempli le but que nous nous proposions.

Nous remercions très vivement M. le professeur Duplay de l'honneur qu'il nous a fait en acceptant la présidence de notre thèse, et nous lui exprimons toute notre respectueuse reconnaissance.

Nous sommes heureux de pouvoir remercier nos maîtres des hôpitaux qui pendant le cours de nos études nous ont toujours témoigné beaucoup de bienveillance.

Que notre maître M. le Dr Terrier, chirurgien de l'hôpital Bichat veuille bien recevoir l'expression de nos sentiments de très vive reconnaissance, pour l'intérêt qu'il nous a toujours porté.

CHAPITRE PREMIER

HISTORIQUE

Verguin, chirurgien en chef de la marine, à Toulon, est le premier qui eut l'idée, dans un cas où le cathétérisme normal était impossible, de pratiquer le cathétérisme de la vessie vers l'urèthre dans un sens opposé à celui habituellement suivi. C'est en 1757 qu'il mit cette conception à exécution sur un calfat du port de Toulon qui, tombé du haut d'un mât, à cheval sur une vergue, s'était fait une rupture traumatique de l'urèthre. Son opération réussit pleinement, il put rétablir la continuité du canal de l'urèthre, et il guérit son malade d'une façon complète. Son observation qui fut communiquée à l'Académie de chirurgie, nous est rapportée par Chopart dans son Traité des maladies des voies urinaires.

OBSERVATION I

CHOPART. *Traité des maladies des voies urinaires.* Éd. 1821, t. II, p. 239.

M. Verguin, chirurgien-major de l'hôpital de la marine, à Toulon, a communiqué, à l'Académie de chirurgie, un fait intéressant sur cet objet.

En 1757, un calfat, travaillant sur la hune du grand mât d'un vaisseau, tomba à califourchon sur une vergue, et de là sur le pont. On le trouva sans connaissance, il revint à lui peu de temps après. Son corps, et particulièrement le bassin, avaient souffert d'une forte commotion. Dans le premier choc, le périnée, le scrotum et une partie des cuisses avaient été violemment contus. Ces parties étaient ecchymosées et tuméfiées par du sang épanché; le blessé étant pansé, on remarqua qu'il ne pouvait uriner, et que la vessie était remplie d'urine.

Après avoir tenté en vain de le sonder, on fit une incision au périnée, laquelle procura la sortie de beaucoup de sang et d'une petite quantité d'urine. Le blessé ne fut pas soulagé. On le transporta le lendemain à l'hôpital de Toulon. Il avait la respiration très gênée, le ventre tendu, la vessie très tuméfiée par la rétention de l'urine. On ne put parvenir à introduire la sonde dans ce viscère, ni par la verge, ni par la plaie du périnée.

M. Verguin reconnut que la portion de l'urèthre qui se trouve au devant de la prostate était déchirée et détruite, de sorte que la sonde paraissait à nu dans le périnée. L'impossibilité de porter cet instrument dans la vessie, et les accidents de la rétention de l'urine, le déterminèrent à faire la ponction au-dessus du pubis, et à laisser la canule du trois-quarts adaptée à la vessie au moyen de liens convenables. L'évacuation de l'urine rétablit peu à peu la liberté de la respiration et la diminution des accidents. La plaie du périnée suppura; des escarres gangréneuses s'en détachèrent; les urines en sortirent, mais il ne s'en écoulait point par la verge.

Au bout de quelque temps, ne pouvant encore parvenir à porter la sonde par l'urèthre dans la vessie, à raison de la destruction d'une partie du canal, et désirant rétablir la route naturelle des urines, M. Verguin imagina le procédé suivant, qu'il pratiqua après en avoir éprouvé le succès sur le cadavre. Il retira la canule, placée dans la vessie au-dessus du pubis, et y substitua, sans difficulté, une algalie courbe. Il en dirigea

le bec dans l'orifice du col de ce viscère, et l'y enfonça le plus
qu'il fut possible. Cette sonde étant ainsi fixée par un aide, il
en introduisit une autre semblable par l'ouverture du gland,
et l'enfonça dans l'urèthre jusqu'à la plaie du périnée; puis à
l'aide du doigt mis dans cette plaie, il dirigea la sonde, introduite par le gland, vers le bec de celle qui occupait le col de la
vessie, et parvint à faire passer la seconde sonde dans la portion du canal embrassée par la prostate, et de suite dans la
cavité de ce viscère, en retirant peu à peu la sonde qui s'y
trouvait placée et qui était entrée par la région du pubis.

Le cours des urines étant libre par l'algalie qui restait dans
l'urèthre et qui était convenablement assujettie par des liens,
l'ouverture faite par le trois-quarts se ferma en peu de jours.
La suppuration de la plaie du périnée devint d'une bonne nature; les chairs se rapprochèrent et recouvrirent la sonde qui
paraissait à nu.

On continua l'usage de cet instrument jusqu'à ce que la cicatrice extérieure fût achevée: on lui substitua une grosse
bougie, faite avec de la toile, imprégnée de cire et d'huile:
on se servit de ces bougies pendant quelque temps, afin de
prévenir le resserrement de la portion du canal qui s'était
reformée par le rapprochement et la consolidation des chairs
voisines, et pour en maintenir le calibre dans le degré d'élargis-
sement convenable au passage des urines. Cette cure a été
terminée dans l'espace de trois mois, après lesquels le blessé,
jouissant d'une bonne santé, est sorti de l'hôpital. Un membre
de l'Académie, qui était élève à l'hôpital de Toulon, lorsque
M. Verguin a donné ses soins à ce calfat, a confirmé comme
témoin occulaire, la vérité de ce fait.

Chopart ajoute: nous avons tenté plusieurs fois sur
le cadavre le procédé de M. Verguin, et il a réussi; mais
il n'est guère applicable que dans la circonstance où il l'a
employé. Chopart ne donne pas d'observation de ma-

lade qui lui soit personnelle, et il ne paraît pas avoir employé lui-même ce procédé ailleurs qu'à l'amphithéâtre.

A la fin du siècle, une autre opération est pratiquée par Souberbielle qui ne connaissait probablement pas le cas de Verguin ; cette observation est rapportée par Pascal Baseilhac dans son livre sur « La Lithotomie ».

OBSERVATION II

PASCAL BASEILHAC. *Traité sur la Lithotomie.* Paris, 1804.

Observation relative à la ponction de la vessie par l'hypogastre.

M. Miot, père du conseiller d'Etat, avait été attaqué d'une rétention d'urine il y avait trois ans, lorsqu'il lui en survint une seconde ; n'ayant pas uriné depuis trois jours, n'ayant pu être sondé par son chirurgien, il appela M. Souberbielle pour y remédier ; mais il ne put parvenir à introduire la sonde à cause d'une affection variqueuse et d'autres obstacles insurmontables dans l'urèthre.

L'urgence reconnue d'évacuer les urines, le détermina, en présence de M. Malonet et autres consultants, de l'exécuter par l'hypogastre à la faveur du trois-quarts approprié par frère Come à cet effet. Il fit la ponction au milieu de la ligne blanche, telle que son auteur l'a prescrite, dont nous ne nous sommes jamais écartés, lorsque nous avons été forcés de recourir à ce moyen aussi prompt qu'efficace, et dont les suites ont constamment été couronnées du succès ; ce que tout chirurgien, qui ne quittera pas la route peut efficacement se promettre de ce trois-quarts salutaire, lorsqu'il sera forcé d'y avoir recours. Il se forma une incrustation autour de l'extrémité profonde de la canule qui offensait le bas-fond de la vessie par son contact avec elle.

Incertain de la cause qui provoquait les douleurs que le malade éprouvait, M. Souberbielle, après y avoir bien réfléchi, soupçonna que la canule pouvait y donner lieu ; il en fit la retraite avec la précaution de se ménager par l'introduction d'une sonde creuse par son tube, un moyen de la diriger pour la remettre en place après l'avoir nettoyée ; mais pour éviter un accident et les effets rapides d'une urine si pétrifiante dans si peu de jours, *il lui vint dans l'idée un moyen de ne plus en faire usage. Ce moyen fut de tenter s'il pourrait parvenir à introduire une sonde creuse de gomme élastique jusque dans l'urèthre, ce à quoi il réussit.* Voici comment cela s'effectua : ayant introduit par l'hypogastre sa sonde creuse de gomme élastique, et l'ayant poussée, elle s'engagea sans effort dans l'urèthre assez avant, ce dont il voulut être bien certain ; il chargea pour cet effet une petite seringue, qu'il ajusta au bout de sa sonde, et ayant poussé le piston, il aperçut que l'eau sortait par le bout de l'urèthre, ce qui lui confirma que la sonde y était réellement engagée ; mais comme sa longueur ne suffisait pas pour la pousser hors du bout de l'urèthre il en fixa avec du fil ciré le bout d'une autre dans celui de celle qui était en place, et l'ayant poussée, elle sortit hors de l'urèthre ; alors il passa un fil long de Bretagne dans les yeux de la sonde, sans l'y fixer et retint l'un des bouts du fil hors de l'urèthre pendant qu'il ramenait l'autre hors de l'hypogastre, en retirant tout à fait la première sonde hors de la plaie. Le fil placé dans les organes, il insinua avec un stylet de boyau dans le cylindre d'une sonde dont il avait tronqué le petit bout, sans toucher à ses yeux, le fil de l'urèthre, et il plongea ensuite la sonde dans le canal à la faveur de ce fil conducteur qui était tenu fixement par ses deux bouts, la sonde fut poussée, et se trouva placée dans la vessie sans effort, et le fil fut retiré par l'hypogastre.

La présence de cette sonde guérit la fausse route qui avait été faite dans le canal, ainsi que les obstacles qui y existaient ; en sorte que le malade urina à son ordinaire.

Hunter a peut-être pratiqué aussi le cathétérisme rétrograde, dans les vingt dernières années du siècle, cependant il ne rapporte pas de fait qui permette de l'affirmer. Nous trouvons dans son *Traité de la syphilis* (œuvres complètes, trad. Richelot, t. II), les lignes suivantes :

« Il est probable qu'il serait plus sûr et moins douloureux pour le malade de faire pénétrer de la vessie dans l'urèthre l'extrémité recourbée de la sonde ; c'est une opération très praticable, et l'on sait que la présence d'un tel corps dans l'urèthre n'entraîne aucun inconvénient. Une algalie ordinaire, introduite de cette manière, peut pénétrer assez loin pour que son pavillon vienne se placer presque en contact avec l'abdomen », et en note : « Lorsqu'on pratique l'opération qui nous occupe pour une rétention d'urine causée par un rétrécissement de l'urèthre, on pourrait introduire une sonde par la vessie dans le canal jusqu'au rétrécissement. Si l'on faisait pénétrer alors une canule droite dans l'urèthre par son orifice externe, les deux instruments se trouveraient presque en contact, n'ayant que le rétrécissement entre eux. Un stylet introduit par cette canule, serait dirigé jusque dans le bout de la sonde placée dans la vessie ; on pourrait ensuite faire passer soit une bougie, soit une sonde.

Hunter propose donc bien de faire le cathétérisme rétrograde par la voie sus-pubienne, opération que Verguin, de Toulon, avait déjà conçue et menée à bien en 1757.

En 1809, Fine, chirurgien de l'hôpital de Genève,

publie dans le *Journal de médecine, de chirurgie et de pharmacie* (t. XXXIX p. 154), une : Observation d'une rétention d'urine produite par un rétrécissement de l'urèthre et guérie par un procédé opératoire particulier.

M. D..., 58 ans, rétrécissement blennorrhagique. Impossibilité d'uriner ; cathétérisme impraticable. Uréthrotomie externe sur un conducteur introduit par la verge aussi loin que possible. Impossibilité de trouver le bout ¿ ostérieur après des recherches répétées. Ponction sus-pubienne et fixation d'une canule ; quinze jours après, cathétérisme par la fistule hypogastrique et passage d'une sonde dans l'urèthre ; guérison complète.

Plus tard, Chassaignac emploie le même moyen. Nous trouvons son observation rapportée dans une *Revue des cas principaux du service de Chassaignac, par M. Pajot. Gazette des hôpitaux*, 1844, p. 434.

OBSERVATION III

Engorgement considérable de la prostate. — Impossibilité d'uriner. — Ponction hypogastrique. — Cathétérisme avec deux sondes.

Homme de 64 ans. Impossibilité absolue d'uriner et de pratiquer le cathétérisme normal. Ponction hypogastrique. Fistule hypogastrique. On introduisait une sonde par la fistule hypogastrique dans la vessie, afin de faciliter l'écoulement des urines..... Puisque la sonde introduite par l'hypogastre peut pénétrer par le canal de l'urèthre ; puisque d'un autre côté, le cathétérisme, même avec une sonde très fine, est impossible par la voie ordinaire, et amène constamment un écoulement de sang ; puisque enfin cet état dans lequel est actuellement ce malade ne peut et ne doit être considéré que comme une situation temporaire que le chirurgien doit tenter de faire cesser en rétablissant le cours de l'urine ; pourquoi n'essaierait-on pas de pratiquer le cathétérisme par la vessie en même temps qu'on engagerait une autre sonde par le canal de l'urèthre, et d'obtenir quelques gouttes d'urine par la voie ordinaire, où elles ne passaient plus depuis la ponction. Si, de la sorte, on parvient à rétablir le cours de l'urine, on devra songer alors à la cicatrisation de la fistule, et tout porte à faire présumer que cette oblitération sera facile à obtenir, car le trajet a une tendance continuelle à se former et, d'ailleurs, sa situation élevée est une raison de plus pour croire qu'il ne persisterait pas longtemps si on l'abandonnait à lui-même.

Il faut signaler, en terminant ces remarques, la rareté assez grande de l'emploi qu'on fait de la ponction hypogastrique. Peut-être n'y a-t-on pas recours assez souvent. Au lieu de labourer l'urèthre pour arriver dans la vessie, résultat qui semble plus brillant parce que les désordres qu'on a causés n'apparaissent pas à la vue, ne vaudrait-il pas mieux, dans beaucoup de cas, mettre en usage cette opération assez simple ?

On pourrait poser en principe que toutes les fois que le tissu prostatique est assez malade, assez friable pour qu'il ne soit pas possible de pénétrer par le cathétérisme sans produire de déchirure, il vaudrait mieux recourir à la ponction, surtout quand on aurait affaire à des engorgements non permanents qui, susceptibles de céder à un traitement approprié, permettraient, une fois guéris, de tarir la fistule et de ramener l'urine à son cours ordinaire.

Icard rapporte dans sa thèse (Th. Paris, 1858) un cas recueilli dans le service de Barrier, à l'Hôtel-Dieu ; le malade mourut d'infection purulente.

Nous trouvons une autre observation rapportée par
Sédillot, dans *Contribution à la chirurgie* (t. II,
p. 283).

Voillemier, dans son traité, cite également un cas
semblable.

Guersant, en 1864, puis en 1867, publie le compte
rendu de deux opérations pratiquées par lui avec succès
sur des enfants.

Grillot, dans sa thèse (Paris, 1868), rapporte une
observation du service de Gosselin.

Giraldès (*Maladies chir. des enfants*, 1869), cite
aussi un fait du même genre.

Enfin, viennent les observations de Ribell, de Volkmann, de Péan, de Duplay, de Röhmer, la thèse de
Beaucard, de Nancy, les faits de Tillaux et de Vigo.

CHAPITRE II

L'opération du cathétérisme rétrograde est indiquée lorsque le calibre de l'urèthre est partiellement détruit, de telle façon qu'il soit absolument impossible de faire pénétrer dans la vessie une sonde quelconque. Il faut en outre que le point où siége la lésion de l'urèthre soit assez profond pour qu'il ne soit pas possible de rencontrer la partie postérieure de l'urèthre par l'opération ordinaire de l'uréthrotomie externe.

Telles sont les principales conditions qui indiquent et qui conduisent presque naturellement à entrer dans la vessie par la voie sus-pubienne, et à faire pénétrer une sonde à travers le col vésical, dans la portion profonde de l'urèthre.

Les lésions graves de l'urèthre qui nécessitent une semblable intervention, sont sous la dépendance de deux grands ordres de causes qui présentent une fréquence très différente au point de vue des indications.

Les *rétrécissements d'origine blennorrhagique* qui déterminent si fréquemment des strictures prononcées de l'urèthre, et toutes les complications qui en découlent, abcès urineux, tumeurs urinaires, fistules, etc., etc., ont pu autrefois mettre les chirurgiens dans l'obligation de suivre la voie vésicale pour pénétrer dans l'urèthre postérieur ; à l'époque actuelle, il semble qu'avec le perfectionnement croissant des instruments, ces cas deviennent de plus en plus rares. On arrive presque toujours avec de la patience et du soin, à franchir les rétrécissements de cette nature.

Certains auteurs disent même qu'il n'y a pas de rétrécissement infranchissable. Sans chercher s'il n'y a pas là quelque exagération, nous remarquerons que parmi les faits récents de cathétérisme rétrograde, aucun ne se rapporte à une lésion uréthrale reconnaissant pour cause première un rétrécissement blennorrhagique. Cependant on peut parfaitement admettre que des cas de rétrécissement très prononcé, analogues à ceux qui ont été observés par les chirurgiens dont nous avons rapporté les observations, puissent se présenter de nouveau ; dans de tels cas, l'uréthrotomie externe sans conducteur est souvent fort difficile et ne permet pas de retrouver le bout postérieur de l'urèthre ; le cathétérisme rétrograde, pratiqué de la vessie vers l'urèthre, vers le rétrécissement, peut être du plus grand secours.

Rétrécissements traumatiques. — Si les rétrécissements blennorrhagiques se laissent le plus ordinairement franchir par un artifice quelconque de cathétérisme, il en est tout autrement des rétrécissements cicatriciels succédant à un traumatisme périnéo-uréthral. Les cas de ce genre que nous avons pu relever sont presque toujours dus à un même ordre de causes : une blessure grave de la portion membraneuse de l'urèthre, et une désorganisation plus ou moins étendue du périnée.

Ordinairement les lésions succèdent à une chute d'un lieu élevé sur la région périnéale, à des coups violents portés sur les bourses et sur le périnée, à des plaies contuses ou par instruments tranchants de cette même région.

Mais les contusions par chute à califourchon sur un objet étroit, tel qu'un tréteau, un barreau d'échelle, un appui de fenêtre, une branche d'arbre, une vergue, etc., etc., sont de toutes les causes, celles que l'on rencontre le plus souvent.

Nous n'avons pas à rappeler ici les phénomènes primitifs qui accompagnent les accidents de cette nature, ce qu'on peut retrouver dans la plupart de nos observations : rupture de l'urèthre, quelquefois uréthrorrhagie, rétention d'urine, infiltration d'urine, etc., etc. ; le plus souvent on cherche à pratiquer le cathétérisme qui toujours est impossible lorsque la rupture est étendue ; pour soulager le malade, on fait l'uréthrotomie externe, qui est d'ailleurs la meilleure opération à faire d'abord ; parfois on pratique une ponction sus-pubienne.

Généralement la rétention d'urine cède et l'écoulement se fait par le périnée ; bientôt on voit s'établir à la région périnéale une ou plusieurs fistules et généralement ces fistules ne sont pas sur la ligne médiane ; la portion antérieure de l'urèthre n'est plus traversée que par quelques gouttes d'urine, quelquefois la totalité des urines s'écoule par le périnée.

Dans d'autres conditions les urines ne s'écoulent

même pas librement par les fistules, et la rétention s'établit complète ou incomplète.

Dans l'une ou l'autre de ces conditions on se trouve amené à intervenir, soit pour parer à un danger immédiat et menaçant de rétention d'urine complète, soit pour débarrasser le patient d'une infirmité dégoutante. On pratique alors des tentatives variées de cathétérisme afin de faire l'uréthrotomie externe sur conducteur, souvent on réussit à trouver le bout postérieur, rétablir le calibre uréthral, et à guérir le malade complètement ; c'est heureusement ce qui arrive dans la grande majorité des cas.

Nous ne nous occupons ici que des cas dans lesquels des manœuvres judicieuses, raisonnées, d'uréthrotomie externe ont échoué; on n'a pu en aucune façon, malgré des tentatives réitérées, faire passer une sonde dans la vessie, avant et pendant l'uréthrotomie externe. Dans ces conditions, il nous semble que le cathétérisme rétrograde est seul indiqué.

Il est facile de comprendre pourquoi les rétrécissements succédant à des traumatismes mènent plus souvent que les autres à prendre la voie supérieure pour refaire l'urèthre. Dans ces cas, en effet, l'urèthre se trouve le plus souvent dévié d'un côté ou de l'autre, son calibre peut être complètement détruit sur une longueur plus ou moins considérable, et c'est ce qui explique comment malgré des manœuvres très attentives il est absolument impossible de faire pénétrer une bougie si fine qu'elle soit, dans l'urèthre postérieur.

La fréquence de cet ordre de causes est donc très grande, ainsi qu'on peut le voir dans les observations anciennes et récentes que nous avons rassemblées. La première en date, celle de Verguin (1757), se rapporte précisément à un fait de rupture périnéale à la suite de chute à califourchon sur une vergue; celles de Chassaignac, Giraldès, Voillemier, Grillot, Tillaux, Duplay, etc., etc., ont trait aussi à des ruptures traumatiques.

Hypertrophie prostatique. — La difficulté apportée à la miction et au cathétérisme par l'hypertrophie de la prostate, a pu dans certains cas être telle qu'on ait été obligé d'avoir recours au cathétérisme rétrograde. L'opération pratiquée par Souberbielle, à la fin du siècle dernier, et rapportée par Pascal Baseilhac dans son traité de la Lithotomie, fut faite chez un prostatique; une des opérations de Chassaignac également; enfin plus récemment, en 1884, M. Röhmer, de Nancy, a fait le cathétérisme rétrograde dans ces mêmes conditions (1). Cependant les observations de ce genre sont jusqu'à présent assez rares, ce sont les seules que nous ayons pu trouver. Le plus ordinairement, on peut combattre la rétention d'urine des prostatiques par d'autres moyens; on doit donc considérer cette indication comme beaucoup moins fréquente que les autres, et comme assez exceptionnelle.

Telles sont les différentes conditions qui le plus souvent amènent à pratiquer le cathétérisme vésico uréthral. Mais cette opération n'est pas indiquée dès qu'il existe un rétrécissement ou un obstacle quelconque empê-

---

(1) RÖHMER. *Revue méd. de l'Est.* 1er décembre 1883.

chant de pénétrer dans l'uréthre. Dans beaucoup de
ces cas c'est à l'uréthrotomie externe qu'il est d'abord
indiqué d'avoir recours.

L'uréthrotomie externe est donc pratiquée tout d'a-
bord selon les règles ordinaires, et avec tous les
moyens qui permettent de trouver le bout postérieur.
Pour certains auteurs on doit toujours atteindre ce
résultat, et il n'est jamais nécessaire de recourir à
d'autre moyen. Chacun dans ce but propose un procédé
spécial qui doit sûrement faire trouver le bout postérieur.

C'est ainsi qu'à la séance de la Société de chirurgie
du 15 février 1888, M. le Dr Tillaux, ayant rapporté
l'observation de cathétérisme rétrograde qu'on trouvera dans notre thèse, plusieurs des membres présents
donnèrent à cette occasion leur règle de conduite ha-
bituelle.

M. Desprès avança qu'il avait *toujours* trouvé le bout
postérieur dans les cas où il avait été obligé d'avoir
recours à l'uréthrotomie externe; mais pour y arriver
il a soin d'inciser l'uréthre non pas longitudinalement,
ce qui expose à passer à côté du canal, mais trans-
versalement. Par cette incision, dit-il, on ne manque
jamais le canal, dans lequel on introduit un stylet
conducteur.

M. Le Dentu déclare qu'il a renoncé à faire l'uréthrotomie en recherchant directement le rétrécissement,
et qu'il a adopté la méthode de Demarquay, qui consiste à aller chercher le bec de la prostate, et à inciser l'uréthre en ce point, en arrière du rétrécisse-

ment. La partie membraneuse incisée, il introduit d'arrière en avant un conducteur coudé spécial, qu'il fait pénétrer dans l'urèthre jusqu'au rétrécissement, sur ce conducteur il incise le canal. L'incision faite sur ce conducteur spécial est longitudinale et non transversale, parce que cette incision a l'inconvénient de laisser après elle une bride cicatricielle gênante.

D'ailleurs, si nous nous reportons à des auteurs plus anciens, à Sédillot en particulier, nous trouvons les lignes suivantes (*Contrib. à la chirurgie*, t. II, p. 282) : « Lorsque ces tentatives (pour retrouver le bout postérieur) ont été infructueuses, *on ouvre le canal derrière l'obstacle en se guidant sur la saillie antérieure de la prostate, et l'on fend le rétrécissement, après en avoir constaté le siège et l'étendue, au moyen d'un stylet recourbé à angle aigu et introduit dans l'urèthre d'arrière en avant.* »

On voit que Sédillot avait suivi une pratique absolument identique : point de repère sur le bec de la prostate, incision de la portion membraneuse en ce point, puis introduction d'un instrument recourbé en forme de crochet servant de directeur pour l'incision du rétrécissement ; Sédillot après avoir employé ces moyens a cependant été obligé d'avoir recours au cathétérisme rétrograde vésico-urèthral, il y a donc des cas dans lesquels tous les artifices pour trouver l'urèthre postérieur sont inutiles.

D'autres chirurgiens donnèrent à cette même séance de la Société de chirurgie des moyens différents. M. Le Fort dit que la recherche des parties par lesquelles s'écoule l'urine peut être facilitée de la façon suivante :

on fait prendre au malade de l'iodure de potassium et au bout de quelques minutes, alors que ce sel est passé dans l'urine, on place au niveau du point où l'on soupçonne l'existence de la fistulette du nitrate de plomb. Au moment où l'urine s'écoule, il apparaît une tache d'iodure de plomb qui marque très exactement le point où siége cette fistule. Dans un cas M. Le Fort put aussi trouver très facilement une fistule qu'il n'aurait pu découvrir sans cela.

M. Tillaux fit observer que tous ces procédés si ingénieux et si utiles qu'ils puissent être dans certaines circonstances échouent parfois, et qu'on est bien forcé alors de recourir à d'autres moyens. C'est justement dans ce cas que se trouve l'indication précise du cathétérisme rétrograde, lorsque l'impossibilité de trouver le bout uréthral postérieur par l'uréthrotomie externe a été constatée.

On a dans ces circonstances proposé ou employé d'autres opérations, telles que la cautérisation, le cathétérisme forcé, la création d'un canal parallèle à l'urèthre, mais tous ces moyens conduisent à faire des désordres considérables dans le périnée, sans certitude d'obtenir un bon résultat, et certes, le cathétérisme par la vessie, qui est une opération réglée, facile à exécuter, et sans gravité lorsqu'elle est faite avec les précautions nécessaires, est de beaucoup préférable.

CHAPITRE III

Le cathétérisme rétrograde ou cathétérisme vésico-uréthral peut être pratiqué dans deux circonstances assez différentes : tantôt il existe une fistule à l'hypogastre pouvant admettre une sonde; tantôt la vessie est intacte, il n'y a pas de fistule à la région hypogastrique.

1° Il existe une fistule vésicale hypogastrique. Les premières observations de cathétérisme rétrograde ont toujours été faites dans ces conditions. Toujours il s'agissait d'une rétention d'urine à laquelle on avait remédié par la ponction hypogastrique de la vessie; puis comme l'obstacle uréthral ne cédait pas à l'évacuation vésicale, et que la rétention persistait, on plaçait une canule dans la vessie, canule qui établissait à l'hypogastre une fistule urinaire.

Au bout d'un temps variable, quinze jours, trois semaines, un mois et plus, le chirurgien tentait de faire passer une sonde par la fistule dans la vessie, dans le col vésical et dans l'urèthre, puis incisant le rétrécissement sur la sonde arrivée au périnée, il rétablissait l'urèthre sur une sonde à demeure.

C'est le véritable cathétérisme rétrograde, sans qu'il soit nécessaire de faire la taille sus-pubienne. C'est ainsi que Verguin, Souberbielle, Fine, etc., etc., agirent et sans doute un certain nombre de tentatives de ce genre suivies ou non de succès, ont été faites et non publiées.

Les conditions dans lesquelles se pratique cette opération deviennent de plus en plus rares ; on pratique encore volontiers la ponction de la vessie, mais on ne place pas de canule à l'hypogastre dans les cas de rétention d'urine. Les fistules vésicales qu'on établit opératoirement ont pour but de remédier à des cystalgies, à des lésions vésicales variées, et ne se rapportent pas à notre sujet. C'est donc dire qu'on n'aura que très exceptionnellement l'occasion de rencontrer ces conditions de cathétérisme rétrograde pur et simple. Pour le manuel opératoire, nous devons nous en rapporter à ce qu'en disent les auteurs qui ont laissé des observations de ce genre.

Il est presque indispensable d'employer une sonde métallique ou un cathéter à grande courbure ; le chirurgien introduisant ce cathéter par la fistule après s'être assuré qu'il a pénétré dans la cavité vésicale, amène son extrémité derrière le pubis, et lui fait suivre lentement et sans violence la face postérieure de la symphyse ; souvent, lorsque le bec de la sonde a dépassé le bord inférieur de la symphyse, il pénètre facilement dans le col et dans la portion prostatique de l'urèthre; mais quelquefois on a éprouvé quelque difficulté à exécuter ce second temps. La plupart des auteurs conseillent pour y remédier, de pratiquer en même temps le toucher rectal, et d'appuyer fortement l'index contre la prostate de façon à faire saillir sa partie postérieure et à faciliter ainsi l'entrée de la sonde dans l'urèthre. Après quelques tâtonnements, on réussit généralement à exécuter la manœuvre avec succès; lorsque la sonde est engagée dans l'urèthre, on relève doucement le pavillon de façon à le mettre d'abord perpendiculaire au corps du sujet; on l'incline ensuite en haut à mesure qu'on sent le bec de la sonde cheminer dans le périnée. La sonde est arrêtée enfin par le rétrécissement; on peut alors en introduisant une autre sonde par l'urèthre antérieur, inciser le rétrécissement entre les extrémités des deux sondes, rien n'est ensuite plus facile que de placer une sonde occupant la totalité de l'urèthre en allant jusque dans la vessie.

2° *Il n'existe pas de fistule hypogastrique.* — Les observations les plus récentes se rapportent toutes à des faits de cet ordre; les fistules hypogastriques sont rares pour les raisons que nous avons déjà dites.

C'est donc à la taille hypogastrique qu'il faut avoir recours pour pratiquer le cathétérisme rétrograde. L'opération de la taille faite dans ce but de cathétérisme vésico-uréthral, est loin de présenter la même facilité que dans le cas de taille pour calcul.

Parmi les conditions qui ont mis la taille sus-pubienne au premier rang depuis quelques années, il en est deux qui ont une grande importance au point de vue du succès et qu'il est impossible de remplir dans les cas que nous avons en vue.

L'impossibilité de désinfecter le milieu vésical au

moyen d'injections poussées par l'urèthre dans la vessie, est une première condition très fâcheuse et très mauvaise pour le résultat final, car souvent les urines sont purulentes, ammoniacales, et on peut craindre des accidents graves du côté de la paroi abdominale et du tissu cellulaire péri-vésical.

On ne peut donc avoir recours pour modifier l'état des urines, et améliorer le milieu vésical, qu'à l'administration interne de médicaments antiseptiques. L'emploi du borate de soude à l'intérieur, préconisé pour la première fois par notre savant maître M. Terrier, est éminemment utile dans cette circonstance et donne les meilleurs résultats.

On pourrait dans certains cas éprouver des difficultés sérieuses pour faire pénétrer la sonde dans le col vésical; c'est ainsi que chez les vieillards, lorsque la surface interne de la vessie est irrégulière, présente des saillies et des anfractuosités, des sortes de logettes, un bas-fond très creux, en un mot dans les vessies dites à colonnes, la sonde pourrait avec la plus grande facilité s'égarer dans un de ces nombreux culs-de-sac. On serait alors obligé d'avoir recours à la taille, car il serait impossible de diriger la sonde convenablement par l'étroit orifice de la fistule. Cette indication est très nettement posée par Sédillot.

L'injection de liquides dans la vessie est utile au point de vue antiseptique, mais elle ne sert pas moins pour distendre la vessie; on est donc privé d'un moyen précieux qui facilite et assure beaucoup l'opération, en rendant très minimes les dangers d'ouverture du péritoine.

Il existe bien, à vrai dire, un certain nombre de cas dans lesquels la vessie était distendue parce qu'il existait une véritable rétention d'urine, et c'est là-dessus que se fondent Beaucard (1) et Heydenreich (2) pour dire que généralement il existe distension vésicale ce qui favorise l'incision de l'organe. Mais c'est l'exception, attendu que le plus souvent les malades urinent par des fistules périnéales ; à ceux qui n'urinent pas, on fait la ponction hypogastrique, et lorsqu'on en vient à la taille pour cathétérisme rétrograde, il n'y a pas à proprement parler de rétention. Si le patient peut résister aux envies d'uriner et retenir ses urines le matin de l'opération, on pourra obtenir une distension modérée de la vessie qui sera utile. Il n'y a pas d'autre moyen, car on ne peut songer à injecter du liquide dans la vessie au moyen d'une ponction, et d'ailleurs les difficultés d'arriver sur la vessie, sont réelles, mais non insurmontables.

L'emploi du ballon rectal, est tout à fait indiqué pour remédier à cette absence de la distension de la vessie, mais on se trouvera bien de ne pas l'engager trop profondément car il pourrait venir faire saillie à l'hypogastre au-dessus de la vessie, ainsi qu'on l'a signalé, et cette circonstance expose à ouvrir le péritoine, et à blesser le rectum.

Il est important d'endormir profondément le malade, et d'obtenir une résolution complète.

Les précautions antiseptiques doivent être prises

(1) TH. NANCY, 1885.

(2) HEYDENREICH. *Thérapeutique chirurg. contemporaine*, 1888. G. Steinheil, éditeur.

comme en toute circonstance d'une façon minutieuse, le pubis sera rasé, la paroi abdominale désinfectée, toute la zone génitale nettoyée avec soin.

L'incision de la paroi abdominale a presque toujours été pratiquée verticalement sur la ligne médiane, prenant son point de départ à environ un centimètre au-dessus du pubis et remontant à cinq ou six centimètres. C'est l'incision ordinaire de la taille sus-pubienne pour calcul vésical, c'est celle que nous trouvons dans toutes les observations. Enfin toujours c'est avec le bistouri qu'on a divisé et la paroi abdominale et le tissu cellulaire, et la vessie.

Cependant, M. Duplay, dans la très intéressante opération rapportée par lui dans les Archives générales de médecine, et que nous reproduisons, a employé une manière de faire très différente ; il a en effet pratiqué une incision transversale, au moyen du thermo-cautère, et il a été mené à ne pas faire d'incision longitudinale, par la crainte de ne pas rencontrer facilement la vessie qui n'était nullement distendue.

« Immédiatement au-dessus du pubis, dit-il, je pratique
« avec le thermo-cautère une incision de cinq centi-
« mètres. Après avoir divisé la peau, le tissu cellulaire,
« les muscles, j'arrive sur le tissu cellulo-adipeux lâche
« qui entoure la vessie. J'éprouve alors une certaine
« difficulté à saisir cet organe, que je n'ai pu naturelle-
« ment distendre et qui ne renferme qu'une faible quan-
« tité de liquide, etc., etc. »

Lorsque la vessie est ainsi très peu distendue, l'incision transversale peut donc être plus favorable, pour éviter la rencontre et la blessure du cul-de-sac péritonéal.

Après avoir incisé la paroi abdominale, on prendra soin de faire placer le doigt d'un aide, ou un rétracteur dans l'angle supérieur de la plaie afin de protéger autant que possible le cul-de-sac péritonéal. La section du tissu cellulo-graisseux pré-vésical donne généralement lieu à un écoulement sanguin assez abondant, qu'il est bon d'arrêter complètement avant d'aller plus loin.

Lorsqu'il existe une rétention d'urine plus ou moins complète, la ponction de la vessie et son incision ne présentent aucune difficulté ; mais si la vessie est à moitié vide, ce temps de l'opération est assez délicat.

Lorsque la vessie est reconnue et ponctionnée, on peut la fixer avec un fil ou avec un ténaculum, ce qui facilite beaucoup les manœuvres.

Le reste de l'opération ne diffère pas de ce que nous avons dit au sujet du cathétérisme pratiqué par une fistule hypogastrique. L'introduction de la sonde dans le col uréthral est généralement plus facile, car on peut introduire l'index dans la vessie, rechercher l'orifice de l'urèthre, et y faire pénétrer le bec de la sonde.

On complétera ensuite l'uréthrotomie externe entre les extrémités des deux sondes, et on rétablira la continuité de l'urèthre.

Le canal refait, il faut assurer sa cicatrisation avec un calibre suffisant, aussi est-il absolument indispensable de laisser pendant un temps assez long une sonde à demeure.

Pour placer cette sonde, les chirurgiens ont eu recours à divers procédés ; il est toujours facile de faire pénétrer la sonde en question dans l'urèthre jusqu'au périnée, et de la fixer ensuite au bec du cathéter vésical, soit directement, soit par l'intermédiaire d'un fil résistant; en retirant le cathéter vésical, on entraine ainsi la sonde uréthrale jusque dans la vessie. On peut laisser au bout de cette sonde un fil passant par la plaie hypogastrique, qui l'empêche de se déplacer et qui peut être utile lorsqu'on veut l'enlever et la replacer.

M. Tillaux a employé avec succès le siphonage de la vessie au moyen d'un long tube de caoutchouc; ce procédé a l'avantage d'entrainer incessamment les urines au dehors, et de procurer un lavage vésical continu; on en trouvera la description dans l'observation suivante:

Observation IV (résumée)

Observation recueillie dans le service de M. TILLAUX, à l'Hôtel-Dieu, par M. Monprofit, interne du service, et communiquée par M. Tillaux, à la Société de chirurgie, le 15 février 1888.

Rupture traumatique de l'urèthre. — Rétrécissement cicatriciel infranchissable. — Uréthrotomie externe. — Taille hypogastrique. — Cathétérisme rétrograde. — Guérison.

Hyacinthe M..., 31 ans, menuisier. D'un bon état de santé habituel, est tombé, le 6 mai 1886, à califourchon sur un tréteau étroit. Immédiatement uréthrorrhagie abondante, rétention d'urine, gonflement périnéal. Le cathétérisme est impossible. Deux jours après un médecin fait une incision au périnée, à environ deux centimètres à droite de la ligne médiane, incision qui donne issue à une grande quantité de sang et d'urine. Pendant les jours qui suivent, le malade est soulagé, les urines s'écoulent en totalité par le périnée.

Au bout de douze jours on réussit à placer dans l'urèthre une sonde de Nélaton. Pendant environ deux semaines, l'écoulement de l'urine se fait en totalité par cette sonde ; mais au bout d^ ce temps, elle est un jour expulsée du canal, et il devient impossible de l'introduire de nouveau. A partir de ce moment, les mictions deviennent de plus en plus difficiles, des fistules péritonéales donnent de nouveau passage à l'urine, la santé générale ne tarde pas à être altérée.

Toutes les tentatives de cathétérisme faites soit au domicile du malade, soit à l'hôpital de Caen, ont échoué, l'état reste stationnaire.

Le malade entre à l'Hôtel-Dieu de Paris, dans le service de M. Tillaux, le 30 avril.

M. Tillaux et son interne, M. Monprofit, essaient à plusieurs reprises le cathétérisme qui est reconnu impossible.

18 mai. M. Tillaux pratique l'uréthrotomie externe ; mais il est impossible, malgré des recherches prolongées et des manœuvres qui durent pendant plus d'une heure, de découvrir le bout postérieur.

Le malade est reporté dans son lit ; les jours suivants, on essaie encore de trouver l'orifice du bout postérieur en faisant uriner le malade, le tout inutilement. La santé générale est meilleure.

18 juillet. M. Tillaux se décide à pratiquer la taille sus-pubienne, et le cathétérisme rétrograde, non pour remédier à une rétention qui n'existe pas, mais pour délivrer cet homme d'une infirmité dégoûtante.

Le malade étant endormi, M. Tillaux fait encore, par acquit de conscience, une nouvelle recherche au périnée, aussi infructueuse que les précédentes.

On place alors le ballon de Petersen dans le rectum, et on se met en mesure de pratiquer la taille sus-pubienne ; le pubis a été rasé et désinfecté soigneusement. Incision sus-pubienne d'environ 6 centimètres.

La vessie n'est nullement distendue, et elle paraît être assez profonde ; la section de la paroi et du tissu cellulaire prévésical donne lieu à une hémorrhagie assez abondante qui gêne un peu l'opération. On aperçoit à la partie supérieure de la plaie, le cul-de-sac péritonéal ; enfin, M. Tillaux ponctione la vessie et la fixe au moyen d'un fil.

Introduisant un doigt dans la vessie, il va à la recherche du col, en faisant glisser le long de son doigt, une sonde métallique à grande courbure, il la fait pénétrer facilement dans l'urèthre. La sonde relevée peu à peu fait saillie au périnée, et on incise l'urèthre postérieur sur son extrémité.

Au moyen d'un fil fixé solidement aux yeux de la sonde, on place alors dans toute la longueur de l'urèthre et dans la vessie, un long tube en caoutchouc qui pénètre par le méat, et sort par la plaie hypogastrique. La partie du tube qui correspond au bas-fond est fenêtrée largement.

La vessie est lavée avec la solution boriquée ; la plaie sus-pubienne est réunie partiellement, la plaie périnéale est pansée à plat, pansement antiseptique avec ouate de bois.

Lorsque le malade est replacé dans son lit, le tube placé dans l'urèthre et la vessie, ce qui présente environ un mètre cinquante de long, est disposé de telle sorte que son extrémité supérieure ou sus-pubienne plonge dans un bocal rempli de solution boriquée tiède, et son extrémité inférieure ou uréthrale dans un bassin placé près du lit. De la sorte se trouve formé un siphon dont la vessie fait partie, et à travers lequel sont incessamment entraînées et les urines et la solution antiseptique.

Le siphon amorcé fonctionne bien. Les suites de l'opération furent des plus simples, le malade n'eut jamais ni douleur, ni fièvre, le lavage de la vessie s'effectua très régulièrement, et on n'eut jamais à craindre aucune infiltration du côté de la région sus-pubienne.

30 juillet. On retire le tube en caoutchouc par la partie supérieure. On engage dans son extrémité uréthrale une sonde en gomme n° 21, qui passe avec la plus grande facilité. Le

même jour la plaie hypogastrique cessa de donner passage à l'urine ; elle s'oblitéra rapidement.

8 août. On remplace la sonde par un numéro supérieur (22) qui passe très facilement. La plaie périnéale et la plaie hypogastrique sont presque cicatrisées ; l'urine passe seulement par la sonde.

Quinze jours après le malade urine facilement, et retourne guéri dans son pays, emportant des sondes pour continuer la dilatation.

Après un intervalle de temps qui varie selon les cas, mais qui généralement n'est pas inférieur à vingt ou vingt-cinq jours, la plaie périnéale étant cicatrisée, on peut enlever la sonde à demeure, et pratiquer le cathétérisme tous les jours ou tous les deux jours pour éviter le rétrécissement consécutif.

L'opération pratiquée ainsi a donné toujours de bons résultats, et a permis de refaire un canal uréthral, dans des cas où l'uréthrotomie externe avait complètement échoué.

Depuis l'introduction en chirurgie de la méthode antiseptique, la gravité de l'opération a beaucoup diminué ; parmi les opérations pratiquées depuis une quinzaine d'années, la mortalité est nulle. Les cas de mort rapportés avant 1870 et dus pour la plupart à l'infection purulente, ne peuvent plus être pris en considération, ils sont attribuables au chirurgien non à l'opération.

Parmi les vingt-deux observations qui ont été relevées par nous, nous trouvons au point de vue étiologique des renseignements intéressants. Sur 22 opérations, 15 ont été pratiquées pour des rétrécissements cicatriciels consécutifs au traumatisme (contusions, déchirures du périnée, etc., etc.); 2 ont été faites chez des prostatiques ; 5 pour des rétrécissements blennorrhagiques, de plus les observations les plus récentes ne portent pas sur des cas de rétrécissements blennorrhagiques. Celles de Vigo, de Tillaux (1888), de Beaucard (1885), de Duplay (1883), de Poisson (1881) se rapportent à des rétrécissements d'origine traumatique.

Toutes les opérations récentes ont été faites avec un succès complet.

CONCLUSIONS

I. — On donne le nom de cathétérisme rétrograde ou vésico-uréthral, au cathétérisme pratiqué de la vessie vers l'urèthre par une ouverture faite à la vessie au-dessus du pubis. Verguin, de Toulon, l'a employé le premier, en 1757.

II. — Le cathétérisme rétrograde peut être pratiqué à travers une fistule hypogastrique, ou par le moyen de la taille sus-pubienne.

III. — Cette opération est indiquée lorsqu'il existe un rétrécissement infranchissable de l'urèthre, et lorsque l'uréthrotomie externe faite avec soin, ne permet pas de trouver le bout postérieur du canal.

OBSERVATION V

FISE. Chirurgien de l'hôpital de Genève, 1809. *Journal de médecine, de chirurgie et de pharmacie*, t. XXXIX, p. 154.

Observation d'une rétention d'urine produite par un rétrécissement de l'urèthre et guéri par un procédé opératoire particulier.

M. D..., 58 ans, rétrécissement blennorrhagique. Impossibilité d'uriner. Cathétérisme impraticable. Uréthrotomie externe sur un conducteur introduit par la verge aussi loin que possible. Impossibilité de trouver le bout postérieur après des recherches répétées. Ponction sus-pubienne et fixation d'une canule, 15 jours après cathétérisme par la fistule hypogastrique et passage d'une sonde dans l'urèthre. Guérison complète.

OBSERVATION VI

GORDON BUCK, 1844. *New-York Jour. of med.* Septembre 1844.

Enfant de 14 ans. Rétrécissement traumatique. Ponction sus-pubienne. Cathétérisme rétrograde et uréthrotomie externe. Guérison.

OBSERVATION VII

MAISONNEUVE. *Gaz. méd.* 1853, p. 711.

Mallet, 65 ans, déchirure du périnée par un coup de corne. Oblitération complète de l'urèthre. Fistules périnéales. Rétrécissement infranchissable. Uréthrotomie sur baleine introduite par fistule hypogastrique et conducteur dans l'urèthre antérieur. Guérison.

OBSERVATION VIII

ICARD. Thèse Paris, 1858.

Luc G., 48 ans. Rétrécissement blennorrhagique. Rétention d'urine, entre dans le service de M. Barrier à l'Hôtel-Dieu le 8 janvier 1856.

Cathétérisme impossible. Uréthrotomie externe. On ne peut trouver le bout postérieur. Ponction hypogastrique ; quinze jours après, cathétérisme sus-pubien avec une sonde en maillechort qui pénètre dans l'urèthre et sur l'extrémité de laquelle on incise facilement le rétrécissement. On place une sonde dans le canal, le malade alla bien pendant quelques jours, mais il fut pris d'infection purulente et mourut le 20ᵉ jour.

OBSERVATION IX

VOILLEMIER. *Traité des maladies des voies urinaires*, t. I, p. 331.

Le nommé Bauln..., Médéric, carrier, âgé de 20 ans, tomba sur l'angle d'une pierre de taille, le 15 février 1857. Le périnée avait porté, et il y eut déchirure du canal de l'urèthre, avec impossibilité d'uriner. Des tentatives furent faites pendant plusieurs heures pour introduire une sonde dans la vessie, mais inutilement, et on dut avoir recours à la ponction hypogastrique. Quelques jours après l'ecchymose qui existait au périnée donna lieu à un abcès qui fut ouvert par deux incisions de 2 centimètres sur les côtés de l'urèthre. Il ne sortit que du pus et point d'urine, ce qui permit de croire qu'il s'agissait peut-être d'un abcès simple sans communication avec le canal. Cependant le malade ne pouvant uriner que par la sonde placée à l'hypogastre.

Depuis deux mois et demi, il était dans cet état, lorsqu'il fut envoyé dans mon service à l'hôpital Lariboisière.

Je cherchai d'abord à pénétrer dans la vessie avec une bougie fine. Mais celle-ci, après avoir parcouru librement la partie antérieure du canal, venait sortir par les incisions dont j'ai parlé, au-dessous des bourses. Le pont de peau amincie et décollée fut coupé en travers pour essayer de retrouver l'orifice postérieur du canal, mais ce fut complètement impossible. Après des recherches répétées plusieurs fois, je me décidai à agir de la manière suivante :

Le malade, préalablement chloroformé, fut placé sur une table, comme pour subir l'opération de la taille périnéale. J'introduisis par l'ouverture fistuleuse de l'hypogastre une sonde d'argent, dont l'extrémité fut engagée dans le col de la vessie. Je m'assurai qu'elle était dans le canal, en cherchant à lui imprimer des mouvements de rotation, car il ne me suffisait pas de sentir son extrémité à travers les parois du périnée, sachant qu'une sonde appuyée au-dessous du col de la vessie peut donner la même sensation. L'instrument fut alors confié à un aide.

Avec un bistouri droit, je pratiquai, dans la direction du raphé, une incision qui, partant de l'orifice fistuleux placé au-dessous des bourses, allait jusqu'à 3 centimètres de l'anus.

Les tissus divisés étaient indurés et criaient sous le scalpel, comme du tissu de cicatrice. Après avoir pénétré à une profondeur de trois centimètres et demi, je rencontrai l'extrémité de la sonde, que je fis saillir dans la plaie. Un fil passé dans ses yeux fut attaché à l'extrémité d'une sonde en gomme qui avait été introduite dans la portion pénienne ; rien ne fut plus facile que de conduire celle-ci dans la vessie en retirant la sonde d'argent.

On ne pouvait songer à réunir par première intention les tissus indurés du périnée, et la cicatrisation fut abandonnée à elle-même.

Malgré la présence de la sonde qui était du r° 10, lorsque le malade faisait des efforts pour uriner, l'urine sortait principalement par l'ouverture hypogastrique. Mais cette ouverture, oblique du haut en bas et d'avant en arrière, se fermait peu à à peu, et l'urine tendait à sortir par la sonde. Cette sonde devait être changée tous les trois jours, parce qu'elle s'incrustait très facilement de matière calcaire ; mais son extrémité restant fixée à une petite bougie qui sortait par l'ouverture hypogastrique, ce changement de sonde se faisait très aisément, sans courir le risque de la faire passer par la plaie périnéale. Le malade marchait vers une guérison rapide, lorsque, dans les derniers jours de juin, la scène changea complètement.

La plaie du périnée et celle de l'hypogastre deviennent livides ; le malade est abattu, sans appétit et avec douleurs de tête ; il y a de la fièvre, et bientôt apparaît tout l'ensemble des symptômes d'une fièvre typhoïde grave. Elle fut grave en effet, et ce ne fut que vers le milieu du mois d'août que le malade entra en convalescence.

Pendant tout ce temps, il avait uriné par le canal et la fistule périnéale, en partie par l'ouverture hypogastrique, suivant la position du corps.

Le traitement fut repris dans les premiers jours de septembre. La fistule hypogastrique, notablement diminuée, fut cicatrisée en quelques jours après de légères cautérisations.

Celle du périnée était très petite, mais laissait encore passer quelques gouttes de liquide quand le malade urinait. Elle fut également touchée avec le nitrate d'argent. En même temps j'introduisis dans le canal une petite bougie, mais celle-ci avait une si grande tendance à sortir par l'orifice fistuleux qu'il fallait fermer celui-ci avec le doigt pour la forcer à passer dans la vessie.

Pour cette raison, je préférai sonder le malade avec une sonde en métal du n° 30. Chaque jour le volume de la sonde fut augmenté, et aujourd'hui que la fistule est complètement fermée, on passe très facilement le n° 42 de la filière de Béniqué qui est de 7 millimètres.

J'ai revu le malade quatre ans après, et j'ai pu introduire facilement la même sonde. Cependant il m'a dit qu'il urinait avec moins d'énergie qu'avant son accident.

Observation X

Sédillot. *Contrib... tion à la chirurgie*, t. II, p. 283.

Rupture du canal de l'urèthre; cicatrisation isolée des deux bouts. Uréthrotomie périnéale; sonde d'argent conductrice introduite par la canule du trois-quarts dans le col de la vessie et poussée jusqu'au niveau de la plaie périnéale; rétablissement de la contractilité de l'urèthre et guérison; rétrécissement cicatriciel consécutif. Uréthrotomie interne.

... Vigner, âgé de 58 ans, bien conservé et vigoureux. Sans antécédents morbides. En marchant sur les douves d'un tonneau défoncé, il tomba à cheval sur leurs bords. Il éprouva une douleur très vive au périnée, rentra chez lui, et appliqua sur la partie contusionnée, des linges imbibés d'eau froide. Il n'y avait pas de plaie au périnée, mais quelques gouttes de sang sortirent par l'urèthre. Un gonflement assez considérable envahit le périnée et le scrotum.

Quelques heures après l'accident le malade voulut uriner, ne put y parvenir et envoya chercher un médecin, qui ne réussit pas, malgré des tentatives prolongées et douloureuses, à introduire un cathéter. Le lendemain matin, ponction de la vessie au-dessus du pubis. Les jours suivants, des abcès s'ouvrirent au périnée. Les accidents, assez graves, les premiers jours, se calmèrent peu à peu; l'urine coulait, sans provoquer d'accidents, par la canule sus-pubienne fixée à demeure. Les abcès du périnée se tarirent et se cicatrisèrent assez rapidement; le malade ne sait pas dire au juste le temps qu'ils mirent à se fermer.

Depuis l'accident, pas une goutte d'urine ne passa pas l'urèthre, et la guérison rapide des complications du côté du périnée nous porte à croire que si l'urine s'écoula en petite quantité dans le périnée, sous l'influence des premiers efforts de miction, elle ne continua pas à y passer; en effet, les abcès se seraient transformés en fistules urinaires.

L'exploration du malade nous fournit les renseignements suivants. Toutes les sondes s'arrêtent à 0,15 cent.

L'insuccès absolu de toute tentative de cathétérisme était facile à prévoir, car l'histoire du malade révélait une obstruction complète du canal de l'urèthre, due très certainement à sa rupture et à la cicatrisation isolée des deux bouts.

Au périnée, à 0,03 en avant de l'anus on trouve deux cicatrices linéaires dures, déprimées légèrement et adhérentes aux parties profondes. Le tissu inodulaire qui les forme doit se continuer profondément jusqu'aux cicatrices uréthrales. Le périnée est très gros, et l'on doit s'attendre à trouver l'urèthre à une profondeur considérable.

La canule sus-pubienne est très facilement supportée par le malade. Il la ferme avec un petit bouchon, et l'ouvre quand il éprouve le besoin d'uriner. Il dit que l'urine ne s'écoule pas entre la canule et les parois du canal fistuleux, qui la conduit dans la vessie; mais l'odeur urineuse qu'il exhale, et un érythème léger des téguments qui environnent la plaque de la canule prouvent qu'une certaine quantité du liquide s'écoule alors même que la canule est fermée. Pas d'accidents du côté de la vessie, l'urine est limpide et en quantité normale. L'état général est bon, le moral excellent; le malade demande à être débarrassé par une opération de la triste infirmité dont il est atteint.

On pourrait hésiter à entreprendre une opération aussi grave que l'uréthrotomie externe sans conducteur, mais il est évident que le calme n'est que momentané. Si le malade est abandonné à lui-même, la canule s'encroûtera de dépôts calcaires, la vessie s'enflammera, l'urine altérée, mêlée à du muco-pus, séjournera dans le fond du viscère, et deviendra une cause nouvelle d'accidents. L'inflammation gagnera les reins, et une série non interrompue de lésions morbides, se compliquant et s'aggravant l'une l'autre, pourra rendre impossible ou inutile l'intervention chirurgicale. L'infirmité dont le malade est atteint est par elle-même une cause suffisante d'opération.

Il ne saurait être question du cathétérisme forcé, pratiqué avec des bougies coniques de métal. Cette méthode employée par Desault et Boyer, a quelques chances de succès dans les cas de rétrécissements anciens peu étendus.

Le bout postérieur est alors distendu, dilaté et transformé par les efforts que nécessite la miction, en un large cul-de-sac dans lequel on a quelques chances de pénétrer avec des sondes pointues. Dans le cas actuel, cette dilatation n'a pu se produire, car la canule sus-pubienne a toujours offert à l'urine un écoulement facile, et trop peu de temps s'est écoulé depuis la rupture de l'urèthre. Il ne reste d'autre alternative au malade que de garder une infirmité aussi dangereuse que dégoûtante, ou de subir l'uréthrotomie périnéale.

Le 28 décembre 1863. Le malade, anesthésié, est placé le siège soulevé par des coussins, les cuisses fléchies et maintenues écartées symétriquement par des aides. Une sonde est introduite dans le canal de l'urèthre jusqu'au rétrécissement.

On ne sent pas son extrémité par l'exploration du périnée, qui est très gros et épais.

Je pratique une incision de 6 centimètres sur la ligne médiane jusqu'à 1 centimètre de l'anus. La peau, le tissu cellulaire et l'aponévrose superficielle sont rapidement traversés couche par couche ; deux aides, armés d'érignes, écartent les bords de la plaie, vers l'angle antérieur de laquelle, après la section de quelques fibres du bulbe caverneux, on aperçoit le bulbe, gorgé de sang veineux, formant une saillie arrondie comme une amande.

Il est facile de sentir alors le bec de la sonde, arrêtée à la partie postérieure du bulbe ; l'incision du canal est pratiquée sur son extrémité, et les bords de cette incision, saisis par les érignes, étalent au fond de la plaie la muqueuse uréthrale. Le bout antérieur est ouvert dans une étendue suffisante. Le premier temps de l'opération est terminé, il ne présente jamais de difficultés bien sérieuses.

Sans conducteur, sans autre guide que les connaissances anatomiques de l'urèthre normal, au milieu d'un tissu de cicatrice dense, grisâtre, criant sous le scapel, au fond d'une plaie profonde et saignante, on continue les recherches en incisant lentement et à petits coups le tissu fibreux dans la direction présumée du bout postérieur du canal. Rien n'indique sa présence, et l'on peut comprimer au-dessus du pubis, la vessie distendue par l'urine, sans qu'il s'écoule par la plaie une goutte du liquide, qui sort assez facilement entre la canule hypogastrique et les parois du trajet fistuleux qu'elle parcourt. Une sonde d'argent de 3 à 4 millim. de diamètre à laquelle on donne la courbure de la canule, est introduite dans la vessie au-dessus du pubis, au travers de la canule du trois-quarts, comme je l'ai tenté en 1854. Le Dr Voillemier a réussi de cette manière en 1859, et c'est aujourd'hui un procédé parfaitement indiqué et également appliqué par M. Chassaignac et d'autres confrères.

Après quelques tâtonnements, cette sonde s'engage dans le col sans efforts apparents, et l'on voit son bec brillant apparaître au fond de la plaie périnéale. Si le chirurgien n'avait pu introduire la sonde dans le bout postérieur du canal de l'urèthre, quelle conduite aurait-il dû tenir ?... A quel procédé eussions-nous eu recours ? à un moyen tout à fait nouveau, déjà plusieurs fois exposé dans nos leçons et dans diverses publications de nos élèves. *Nous n'eussions pas hésité à ouvrir la vessie au-dessus du pubis, en suivant le trajet de la canule du trois-quarts et à engager directement une sonde dans le col vésical pour révéler le point oblitéré du bout postérieur de l'urèthre, et l'inciser sur la saillie de la sonde, comme on faisait pour le bout antérieur. La nécessité d'avoir recours à la taille hypogastrique doit se présenter assez fréquemment dans les cas semblables à celui dont nous faisons l'histoire. Chez les vieilles gens et souvent même à un âge encore peu avancé, la vessie se rapproche du type anatomique connu sous le nom de vessie à colonnes. La surface interne est comme réticulée, et le bec des sondes introduites par l'hypogastre venant s'engager dans les dépressions qu'elle présente, un bonheur exceptionnel peut seul le lui faire éviter et la conduire directement dans le col.*

Une sonde élastique creuse, plus grosse que celle d'argent, fut coupée au-dessus des yeux ; elle emboîta l'extrémité de cette dernière et la suivit dans la vessie. Des injections d'eau tiède permirent de constater qu'elle avait pénétré dans le réservoir urinaire. Il fallait la remplacer par une sonde à demeure, autour de laquelle la cicatrisation des parties divisées par le bistouri formerait un canal nouveau dans les points où l'urèthre n'existait plus.

Deux petits stylets d'argent remplacèrent la sonde coupée ; puis une grosse sonde de 5 à 6 millim. traversa la partie antérieure du canal, depuis le gland jusqu'à la plaie, et là son bec, suivant les deux stylets disposés en gouttière, pénétra dans le bout postérieur de l'urèthre, et arriva dans la vessie. On la fixa au gland par un bandage approprié, et l'on enleva la canule sus-pubienne.

Les suites de l'opération furent très favorables, le malade conserva des sondes à demeure pendant trois mois. Au bout de ce temps il se forma un rétrécissement qu'on sectionna avec l'uréthrotome ; le malade sortit de l'hôpital ayant un jet volumineux.

Observation XI

Callender. *St-Bartholomew's reports*, vol. II.

Rétrécissement blennorrhagique. — Fistule hypogastrique à la suite de ponction. Cathétérisme rétrograde. Section entre deux sondes (1867).

Observation XII

Grillot. Th. Paris, 1867.

(*Service de Gosselin.*) — Rétrécissement traumatique infranchissable de la portion membraneuse de l'urèthre, avec sonde à demeure, dans une fistule hypogastrique, laissée après une ponction vésicale ; uréthrotomie externe sans conducteur. Guérison.

Observation XIII

Giraldès. *Leçons cliniques sur les maladies chirurgicales des enfants*, 19ᵉ leçon.

Rupture de l'urèthre. — Infiltration d'urine.

Après avoir remédié par la ponction de la vessie à l'accident le plus pressant, à savoir, la rétention d'urine, la tâche du chirurgien n'est pas terminée. D'autres indications surgiront de l'état de l'urèthre. Ce conduit se cicatrise, et le travail réparateur produit un tissu induré, inextensible, s'étendant parfois à 3 ou 4 centimètres et constituant un rétrécissement fibreux, infranchissable. Il importe donc d'empêcher l'apparition de cette complication, sous peine de voir la fistule hypogastrique suppléer éternellement au rôle normal de l'urèthre. Pour cela, il est urgent de faire un urèthre artificiel à l'aide d'une sonde placée à demeure pendant quelque temps. Pour introduire cette sonde, plusieurs procédés ont été conseillés. *En premier lieu je vous citerai celui que j'ai employé chez l'enfant couché au n° 15 de la salle St-Côme, et qui déjà m'avait procuré un succès complet. Il consiste à faire passer une sonde à travers la vessie, de l'ouverture hypogastrique à la plaie périnéale.* Puis on introduit par l'extrémité inférieure de l'urèthre une deuxième sonde qui vient ressortir par la plaie périnéale. Ensuite on emboîte l'un dans l'autre le bout périnéal des sondes, et après les avoir fixés avec un fil de sûreté, on tire sur la sonde uréthrale, qui entraîne à sa suite la sonde vésicale. On coupe le fil de sûreté, et alors il ne reste plus que la sonde hypogastrique établissant une communication non interrompue entre la vessie et l'urèthre. L'extrémité hypogastrique de la sonde est maintenue au dehors de la vessie au moyen d'un fil collé sur le ventre par une bande de diachylon. Ce fil permettra de ramener la sonde à l'hypogastre, si par hasard elle se perdait dans la vessie. Lorsqu'on veut changer la sonde, on attache à son bout hypogastrique, celle qui doit la remplacer, et en tirant sur la première, la seconde se trouve mise en place. Tant que la seconde fait saillie à l'hypogastre et à l'extrémité inférieure de l'urèthre, il faut avoir soin de fenêtrer la portion de l'instrument qui plonge dans la vessie, afin que l'urine s'écoule facilement par la portion uréthrale.

OBSERVATION XIV

RIBELL. *Revue méd. Toulouse*, fév. 1870.

Rétrécissement blennorrhagique infranchissable ; ponction hypogastrique, cathétérisme d'arrière en avant ; uréthrotomie externe entre les deux sondes.

OBSERVATION XV

RIBELL. *Loc. cit.*

Rétrécissement blennorrhagique infranchissable ; ponction hypogastrique, cathétérisme vésico-uréthral et uréthro-vésical. Incision périnéale entre les deux sondes.

OBSERVATION XVI

KOVACS, *Pest. med. chir. Press.*, 1878, p. 8.

Rétrécissement infranchissable. Ponction de la vessie. Cathétérisme d'arrière en avant et d'avant en arrière. Incision de la coarctation entre les deux sondes. Guérison complète.

OBSERVATION XVII

VOLKMANN. *Deutsch. medicin. Wochen.*, 1875, n° 29.

Enfant de 7 ans, déchirure complète de l'urèthre et du segment inférieur de la vessie. Infiltration urineuse ; abcès, incisions multiples. Ponctions hypogastriques de la vessie : cathétérisme vésico-uréthral ; incision du rétrécissement entre les extrémités des deux sondes ; pansement ouvert de la plaie. Guérison.

OBSERVATION XVIII

VOLKMANN. *Deutsch. medicin. Wochen.*, 1875, n° 29.

H..., 51 ans, rétrécissement traumatique. Ponction hypogastrique. Cathétérisme vésico-uréthral et uréthro-vésical. Incision périnéale du rétrécissement entre les deux sondes.

OBSERVATION XIX

L. POISSON. *Rev. chir.*, 1881, p. 917.

*Rupture de l'urèthre. — Uréthrotomie externe avec cathété-
risme rétrograde. — Guérison. (Obs. RÉSUMÉE.)*

Morv..., 49 ans. Chute à califourchon sur une pièce de bois.
Rupture de l'urèthre. Hématurie, essais répétés et infructueux
de cathétérisme. Ponction hypogastrique et placement d'une
canule. L'uréthrotomie externe sans conducteur, puis le cathétérisme rétrograde par la fistule sus-pubienne, sont d'abord
tentés sans aucun succès. Enfin, 2 mois après l'accident, Poisson pratique le cathétérisme rétrograde par la fistule hypogastrique et place une sonde à demeure. Au bout de quinze
jours on enlève la sonde et on passe des Béniqué n° 40. Guérison complète.

OBSERVATION XX

DUPLAY. *Archives générales de médecine*, 1883.

*Rétrécissement traumatique ancien. — Uréthrotomie externe
sans conducteur. — Impossibilité de retrouver le bout postérieur du canal. — Nouvelle uréthrotomie externe combinée avec le cathétérisme rétrograde après ouverture de la
vessie au-dessus du pubis. — Guérison.*

Le nommé L..., âgé de 38 ans, cordonnier, est entré dans
mon service, salle Saint-Honoré, n° 6, le 25 avril 1882.

Cet homme vient pour se faire soigner de fistules périnéo-
scrotales multiples, accompagnées de troubles considérables
de la miction.

A l'âge de 20 ans, le malade a eu une légère blennorrhagie,

qui a disparu spontanément au bout de dix à quinze jours et n'a laissé aucune trace de son existence.

Il y a trois ans environ, la santé était excellente, les fonctions urinaires s'exerçant du manière tout à fait normale, et n'ayant jamais présenté, depuis la blennorrhagie, le plus léger trouble, le malade éprouve une violente contusion du périnée, dans les conditions suivantes : en voulant monter sur sa chaise de travail, il trébucha et retomba lourdement, se heurta le périnée sur une de ces formes garnies d'un pied de fonte dont se servent les cordonniers.

La douleur fut assez vive sur le moment, mais ne l'empêcha pas de continuer son travail pendant trois ou quatre jours, jusqu'au dimanche suivant. Ce jour-là étant sorti avec des camarades, il fut bientôt dans l'impossibilité de continuer à marcher ; il souffrait beaucoup du côté de la région périnéale, qui était le siège d'une tension douloureuse ; aussi fut-il obligé de rentrer chez lui.

Dès le lendemain, la région périnéale, violacée auparavant, du fait de la contusion, se tuméfia considérablement ; il survint des frissons, de la fièvre, en un mot, tous les symptômes d'un abcès urineux.

Le jeudi suivant, le malade entre à l'hôpital Lariboisière, où l'on pratique sur le champ une large boutonnière périnéale. Quoique les accidents graves aient été conjurés par cette opération, il se développa cependant un abcès scrotal qui fut également ouvert, puis le malade alla de mieux en mieux, et quitta l'hôpital après y avoir séjourné vingt-quatre jours, sans qu'on eût rien fait pour prévenir le développement probable d'un rétrécissement, et sans même qu'on l'eût prévenu de la possibilité de cet accident dans l'avenir.

A peine sorti de l'hôpital, le malade remarqua qu'il urinait moins facilement, puis bientôt les cicatrices des abcès du périnée et du scrotum se rouvrirent et laissèrent écouler une petite quantité d'urine à chaque miction.

Six mois après, une nouvelle fistule se formait dans le pli

inguino-scrotal. Ces fistules donnaient passage à une petite quantité d'urine et la plus grande partie de ce liquide continuait à s'écouler par la verge.

Le malade se maintint dans cet état pendant environ deux ans. C'est seulement depuis six mois que les choses se sont singulièrement aggravées, l'urine s'écoulant de moins en moins par la verge et de plus en plus par les fistules.

Voici ce que nous constatons à l'entrée du malade dans notre service, le 29 avril 1882.

L'état général est assez mauvais ; les fonctions digestives sont languissantes, la figure est pâle, jaunâtre, bouffie. Cependant il n'y a pas d'œdème des membres inférieurs.

L'examen des urines ne révèle pas de traces d'albumine, et le cœur est sain.

Le malade nous apprend qu'il est sujet depuis plus de six ans à des accès de fièvre intermittente.

Localement, on trouve le scrotum induré, surtout dans sa moitié gauche, et traversé par trois trajets fistuleux ; deux orifices se voient dans le pli inguino-scrotal gauche, le troisième occupe à peu près la ligne médiane du périnée, immédiatement au-dessous du scrotum.

La vessie se vide incomplètement, et renferme constamment une certaine quantité de liquide ; le malade urine par regorgement et d'une façon presque constante ; la plus grande partie du liquide s'écoule par les fistules, en sorte que le malade est constamment mouillé par l'urine. C'est seulement dans les grands efforts de miction qu'il sort par l'urèthre une petite quantité de liquide.

L'exploration du canal révèle l'existence d'un rétrécissement cicatriciel qu'il est impossible de franchir avec les bougies les plus fines, et en répétant les tentatives un très grand nombre de fois et de mille manières différentes. L'exploration isolée et combinée des divers trajets fistuleux ne donne pas de meilleurs résultats et ne permet pas davantage de pénétrer dans la portion de l'urèthre située en amont du rétrécissement et par conséquent d'arriver jusque dans la vessie.

Dans ces conditions, l'uréthrotomie externe sans conducteur était la seule opération capable de remédier aux accidents et de rétablir la continuité de l'urèthre.

Cette opération fut pratiquée le 11 mai, suivant les règles ordinaires, mais elle ne put malheureusement être menée à bonne fin. Après une heure et demie de recherches infructueuses dans ce périnée induré, je dus renoncer à l'espoir de retrouver le bout postérieur de l'urèthre, et force me fut d'abandonner le malade en cet état.

Les suites de l'opération ne présentèrent rien de particulier. Le malade se rétablit très rapidement et bénéficia dans une certaine mesure de l'intervention chirurgicale, en ce sens que la miction se faisait par un orifice unique situé vers le milieu de la cicatrice résultant de l'incision ; les autres fistules s'étaient cicatrisées.

A plusieurs reprises, je cherchai à introduire des stylets, des bougies fines par cette ouverture fistuleuse unique, mais constamment le bec de l'instrument venait se perdre au devant du pubis, et butait contre un tissu cicatriciel.

Sur ces entrefaites, je quittai le service pendant deux mois, et je retrouvai le malade à ma rentrée, au mois d'octobre, dans l'état suivant :

La santé générale était assez satisfaisante, quoiqu'il persistât toujours cette pâleur et cette bouffissure de la face, qui me faisaient craindre l'existence d'une néphrite interstitielle. Cependant l'examen de l'urine ne dénotait pas la moindre trace d'albumine.

Localement, le malade était toujours dans les mêmes conditions : vidant incomplètement sa vessie, urinant complètement par la fistule périnéale, sans qu'une goutte passât par le méat.

C'est alors que je me proposai, plutôt que de laisser le malade dans cette fâcheuse situation, de faire une nouvelle tentative pour retrouver le bout postérieur de l'urèthre en fendant

largement le périnée, puis, si cette tentative restait infructueuse, d'ouvrir séance tenante la vessie au-dessus du pubis,
afin d'introduire par l'orifice uréthro-vésical un cathéter qui,
poussé d'arrière en avant, me permettrait de découvrir la situation exacte de l'urèthre, et de rétablir ainsi la continuité
avec le bout antérieur.

L'opération fut pratiquée le 9 novembre 1882. L'incision périnéale faite, l'urèthre antérieur ouvert sur une sonde préalablement introduite par le méat, je recherche le bout postérieur
et, après un quart d'heure de tentatives inutiles, je me décide
séance tenante, à mettre à exécution le second temps opératoire
que j'avais projeté.

Immédiatement au-dessus du pubis je pratique avec le thermo-cautère une incision transversale de cinq centimètres.
Après avoir divisé la peau, le tissu cellulaire, les muscles,
j'arrive sur le tissu cellulo-adipeux lâche qui entoure la vessie.
J'éprouve alors une certaine difficulté à saisir cet organe, que
je n'ai pu naturellement distendre au préalable, et qui ne renferme qu'une faible quantité de liquide. Je parviens à accrocher
la paroi antérieure de la vessie avec un crochet aigu, je l'amène
entre les lèvres de l'incision, puis je pratique avec le bistouri
une ponction juste suffisante pour me permettre d'y introduire
une sonde d'argent ordinaire ; dirigeant alors le bec de l'instrument vers le col vésical, la concavité embrassant la face postérieure du pubis, je l'engage sans difficulté dans l'orifice uréthro-vésical, et je le fais saillir dans la plaie périnéale.

Le reste de l'opération fut des plus simples : sur le bec de la
sonde, saillant dans la plaie, j'ouvre l'urèthre postérieur et
l'extrémité du cathéter apparaît à nu ; d'autre part, une sonde
en gomme de moyen calibre, ayant été introduite par le méat,
je la pousse jusqu'à ce qu'elle se dégage au niveau de la plaie,
et je passe par l'œil de cette sonde un fort fil ciré que j'attache
par son autre extrémité au bec de la sonde introduite par la
vessie. En retirant celle-ci par la plaie abdominale, j'entraîne
le fil à l'extérieur, et il me suffit de tirer sur lui pour engager

dans le bout postérieur de l'urèthre la sonde en gomme introduite par le méat et la faire pénétrer dans la vessie.

L'urèthre étant ainsi parcouru dans toute sa longueur par une sonde n° 20, et le fil, solidement attaché à l'extrémité de celle-ci, apparaissait à l'extérieur à travers la plaie de la paroi abdominale. Je fixai la sonde suivant le procédé ordinaire, en conservant le fil qui devait me servir dans la suite pour assurer le renouvellement de la sonde.

Les suites de l'opération ne présentèrent rien de particulier à noter; il n'y eut aucun accident, et la réaction des premiers jours fut très modérée.

Au bout de huit jours, je procédai au remplacement de la sonde, en utilisant de la façon précédemment indiquée le fil que j'avais conservé.

La même manœuvre fut employée pour renouveler les sondes pendant six semaines. A cette époque, la cicatrisation de la plaie du périnée et la reconstitution du canal étaient suffisantes pour permettre de glisser la sonde jusque dans la vessie; le fil fut donc supprimé. La plaie sus-pubienne marcha rapidement vers la guérison, mais il persista très longtemps une petite fistule, qui donnait issue à quelques gouttes d'urine. A la fin du mois de mars 1883, cette fistule était complètement oblitérée.

La sonde à demeure fut maintenue jusqu'à la fin du mois de janvier 1883. J'essayai, à cette époque, de la supprimer, mais l'urine coulait encore par la plaie périnéale avec une abondance telle que je dus la replacer pendant un mois encore.

A la fin de février, le séjour de la sonde déterminant de la douleur et du spasme, je l'enlevai pendant dix ou douze jours. A chaque miction il sortait encore une notable quantité d'urine par la plaie périnéale, quoique celle-ci fut réduite à l'état d'une simple ouverture fistuleuse. La sonde fût remise en place et laissée à demeure pendant 10 jours, au bout desquels elle fut enlevée définitivement.

A partir de ce moment, la fistule se rétrécit de plus en plus, donnant issue, seulement dans les efforts de la défécation, à quelques gouttes d'urine. Le jet par le méat est volumineux et projeté avec force. Enfin, dans les premiers jours d'avril, la fistule périnéale était presque complètement oblitérée, et le malade pouvait être considéré comme guéri. Il est superflu de dire que depuis l'ablation de la sonde à demeure, on a entretenu le calibre de l'urèthre en passant tous les deux ou trois jours des sondes Béniqué, dont le numéro 45 pénètre sans la moindre difficulté.

Outre que les fonctions urinaires s'accomplissent aujourd'hui d'une façon tout à fait normale (mictions peu fréquentes, non douloureuses ; jet volumineux, fort, rapide ; évacuation complète de la vessie), l'état général du malade s'est considérablement amélioré ; toutes les fonctions s'exercent régulièrement ; les fonctions digestives notamment ont repris toute leur activité. Les forces sont revenues, et le malade, qui n'avait pas quitté son lit depuis de longs mois, reste debout et se promène toute la journée.

L'état de bouffissure et de pâleur de la face qui préexistait à l'opération a notablement diminué, le visage est un peu plus coloré ; cependant on doit craindre qu'il n'existe un certain degré de néphrite interstitielle, en raison de douleurs rénales peu intenses que le malade ressent de temps à autre. De plus, l'urine est très peu colorée et présente des traces légères d'albumine. Mais s'il y a de la néphrite, les lésions doivent être peu profondes, car dans le cas contraire, le malade n'eût certainement pas supporté sans accident une opération aussi grave portant sur l'urèthre et sur la vessie.

OBSERVATION XXI

BEAUCARD. Th. de Nancy, 1885.
Observation du Dr ROHMER (Résumée).

Bandel..., 25 ans, carrier, très robuste, est pris entre un mur et un moellon, et serré tranversalement, la jambe gauche étant portée en avant. Douleur très vive, le malade ne peut se lever debout. Le soir, impossibilité d'uriner, le cathétérisme amène une urine fortement chargée de sang. Formation d'une fistule urinaire dans le creux génito-crural gauche.

Trois mois après impossibilité de passer une bougie quelconque dans l'urèthre.

Uréthrotomie externe, impossible de trouver le bout postérieur. On fait le cathétérisme rétrograde.

Une incision de 7 centimètres est faite sur la ligne médiane, immédiatement au-dessus du pubis; on arrive immédiatement sur la vessie dont on voit le reflet à quelques centimètres au-dessus du pubis et dans l'angle supérieur de la plaie. On place le ballon rectal et la vessie est ponctionnée; on a bien soin de ménager le tissu cellulaire qui entoure la plaie. L'urine est recueillie avec des éponges, et un cathéter cannelé introduit dans la vessie sur le doigt est poussé dans le col de l'urèthre; le bec recouvert du bout postérieur de l'urèthre fait saillie au périnée dans la plaie, ne trouvant pas encore d'orifice, on incise la paroi uréthrale sur l'extrémité du cathéter qui arrive alors dans la plaie. On place aussitôt une sonde en gomme, n° 18, dans le canal et dans le bout supérieur en suivant le cathéter que l'on retire.

Deux sondes de Nélaton sont placées dans la vessie pour faire l'office de drains siphon; elles sont maintenues par deux fils métalliques passés dans les bords de la plaie. Pas de suture.

Après des incidents nombreux, une suppuration abondante, des accès de fièvre répétés; au bout de quatre mois on enlève la sonde à demeure et on commence le cathétérisme avec une sonde à béquille de petit calibre.

Au neuvième mois, on passe des Béniqué et au bout de dix mois l'état du malade est bon, bien qu'il persiste une petite fistule périnéale. Le canal admet un cathéter Béniqué n° 47.

OBSERVATION XXII

Observation du Dʳ VIGO (Caen). *Société de chirurgie*, 2 mai 1883.

Rupture de l'urèthre. — Rétrécissement infranchissable. — Taille hypogastrique et cathétérisme rétrograde. — Guérison.

M. Vigo (de Caen) envoie l'observation d'un homme qui, à la suite d'une rupture de l'urèthre eut un rétrécissement infranchissable. On pratiqua l'uréthrotomie externe, mais on ne put trouver le bout postérieur du canal. M. Vigo pratiqua alors la taille hypogastrique, et put sans difficulté faire le cathétérisme rétrograde ; il plaça dans l'urèthre une sonde en caoutchouc rouge. Le malade est guéri, il continue à le sonder, son canal admet une bougie n° 20.

M. Vigo n'employa pas le ballon de Petersen, la vessie était assez fortement distendue au moment de l'opération. La ponction de la vessie se fit très facilement, mais la recherche du col vésical fut assez laborieuse. Le chirurgien ne put faire pénétrer la sonde dans l'orifice profond de l'urèthre, qu'après avoir fortement soulevé la prostate au moyen d'un doigt introduit dans le rectum.

INDEX BIBLIOGRAPHIQUE

CHOPART. — *Traité des maladies des voies urinaires*, 1792.

HUNTER. — *Œuvres chirurgicales*, t. II, trad. Richelot.

PASCAL BASEILHAC. — *Traité sur la lithotomie*, Paris, 1804.

FINE. — *Journal de médecine, chirurgie, pharmacie*, t. XXXIX.

MAHOT. — *Rupture de l'urèthre*. Th. Paris, 1837.

CHASSAIGNAC. — *Gaz. des hôpitaux*, 1844.

SÉDILLOT. — *Contribution à la chirurgie*, t. II.

GUERSANT. — *Note sur la chirurgie des enfants*, 1864.

DUDON. — *Uréthrot. ext.* Th. Paris, 1867.

GIRALDÈS. — *Gazette des hôpitaux*, 1867.

GERSAND et BLONDEAU. — *Gaz. des hôpitaux*, 1867.

GRILLOT. — *Uréthrotomie externe sans conducteur.* Th. Paris, 1868.

VOILLEMIER. — *Traité des maladies des voies urinaires*, 1868.

GIRALDÈS. — *Maladies chirurg. des enfants*, 1869.

BADIN. — *Contusions de la portion périnéale de l'urèthre chez l'homme.* Th. Paris, 1870.

MAHEOT. — *Rupture de l'urèthre cont. du périnée.* Th. Paris, 1870.

BOLLARD. — *Contusion et plaies cont. de l'urèthre.* Th. Paris, 1875.

GREGORY. — *Méthode sanglante dans les rétrécissements de l'urèthre.* Th. Paris, 1879.

TERRILLON. — *Rupture de l'urèthre.* Th. agrég., 1879.

MONOD. — *Étude clinique sur les indications de l'uréthrotomie externe.* Th. Paris, 1880.

DUPLAY. — *Arch. de médecine*, 1883.

SALVIAT. — *Uréthrotomie externe d'emblée.* Th. Paris, 1884.

ROEHMER. — *Revue médicale de l'Est*, 1er décembre 1884.

BEAUCARD. — *Du cathétérisme rétrograde. Th. Nancy, 1885.*

TILLAUX. — *Société de chirurgie, 1888.*

HEYDENREICH. *Thérapeutique chirurg. contemporaine, 1888.*

VIGO. — *Soc. de chirurgie, 1888.*

IMPRIMERIE LEMALE ET Cie, HAVRE

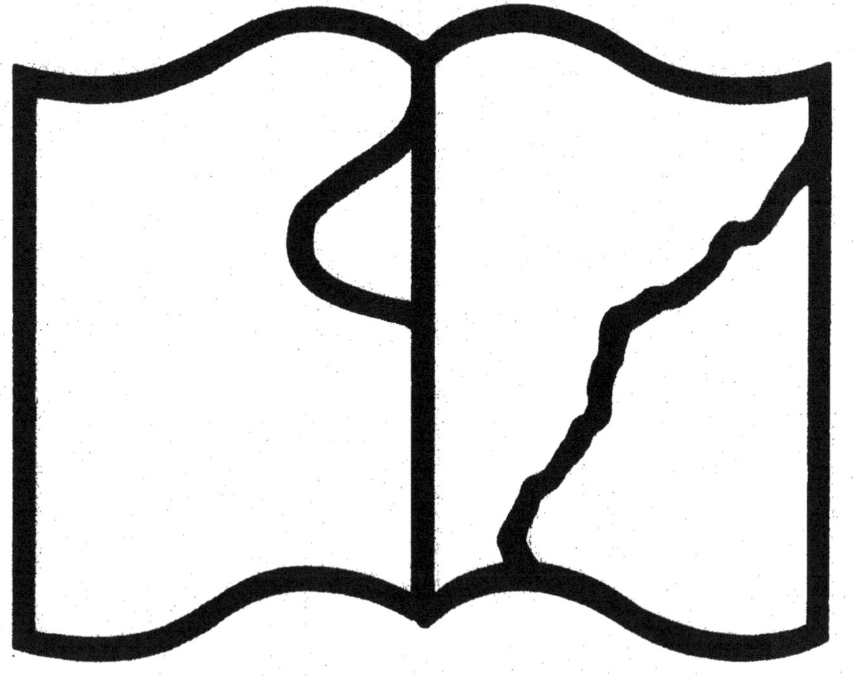

Texte détérioré — reliure défectueuse

NF Z 43-120-11

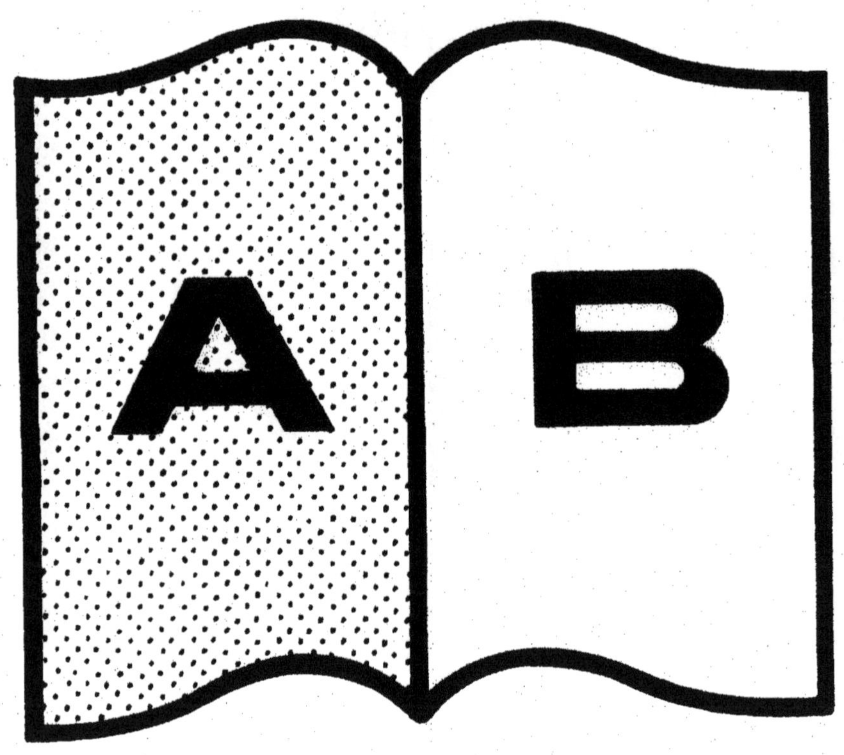

Contraste insuffisant

NF Z 43-120-14